STÉATOSE HÉPATIQUE NON ALCOOLIQUE

Le guide ultime du diagnostic, du traitement et de la prévention de la NAFLD

(Choses que vous devez savoir)

Isabella White

Contenu

HEPATITIS

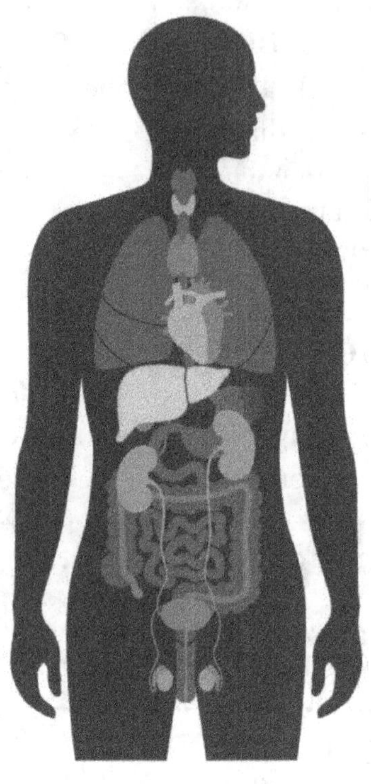

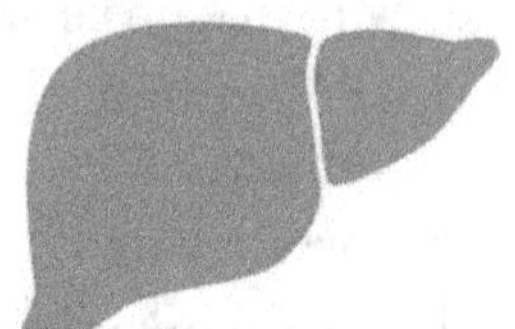

Healthy liver

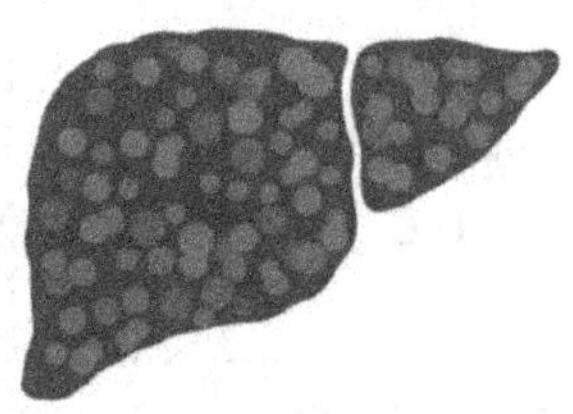

inflammation of the liver tissue

INTRODUCTION

La prévalence mondiale de la stéatose hépatique non alcoolique (NAFLD) est en augmentation et touche un nombre important d'individus. Autrefois considérée comme une maladie inoffensive, la NAFLD est désormais devenue l'une des principales causes de maladies chroniques du foie, de cirrhose et de carcinome hépatocellulaire. Ce guide complet vise à comprendre en profondeur la NAFLD, y compris son diagnostic et ses stratégies de traitement efficaces.

Dans les pages de ce livre, nous approfondirons les multiples facettes de la NAFLD, en commençant par un chapitre d'introduction qui pose une base solide pour comprendre la maladie. Nous explorerons les facteurs de risque et les causes sous-jacentes de la NAFLD, mettant en lumière les influences génétiques et environnementales. En nous concentrant sur les symptômes et les procédures de diagnostic, nous discuterons des outils et des tests utilisés pour identifier la NAFLD, en la différenciant avec précision des autres maladies du foie.

Avoir un aperçu des étapes de la NAFLD est crucial pour adapter les approches de gestion appropriées. Nous explorerons les différentes étapes, englobant la stéatose simple, la stéatohépatite non alcoolique (NASH) et la fibrose avancée. En comprenant la progression et les complications associées, les lecteurs acquerront des connaissances précieuses sur les effets potentiels à long terme de la NAFLD.

Ce livre fournira une analyse approfondie des modifications du mode de vie nécessaires pour gérer efficacement la NAFLD. Nous présenterons des stratégies fondées sur des données probantes, notamment des approches diététiques, des recommandations d'exercice et d'activité physique, pour améliorer la santé du foie et ralentir la progression de la maladie. De plus, nous approfondirons le rôle des médicaments, des suppléments, des thérapies alternatives et les dernières avancées en matière de procédures non invasives et invasives.

Reconnaissant l'impact psychologique et émotionnel de la NAFLD, nous aborderons la prise en charge globale des patients. Nous discuterons des stratégies d'adaptation, des systèmes de soutien et des techniques pour relever les défis de la vie avec la NAFLD, garantissant une approche holistique du bien-être des patients.

Enfin, nous mettrons l'accent sur les tendances émergentes et les orientations de recherche dans la NAFLD, explorant des voies prometteuses pour de futures stratégies de traitement et de prévention. En se tenant au courant des derniers développements, les lecteurs peuvent acquérir une compréhension plus approfondie de la NAFLD et contribuer aux efforts en cours pour lutter contre ce fardeau sanitaire mondial.

Avec sa couverture globale et son langage accessible,*STÉATOSE HÉPATIQUE NON ALCOOLIQUE : Le guide ultime pour le diagnostic, le traitement et la prévention de la NAFLD* vise à constituer une ressource inestimable pour les professionnels de la santé, les patients et les individus à la recherche de connaissances sur cette maladie hépatique répandue.

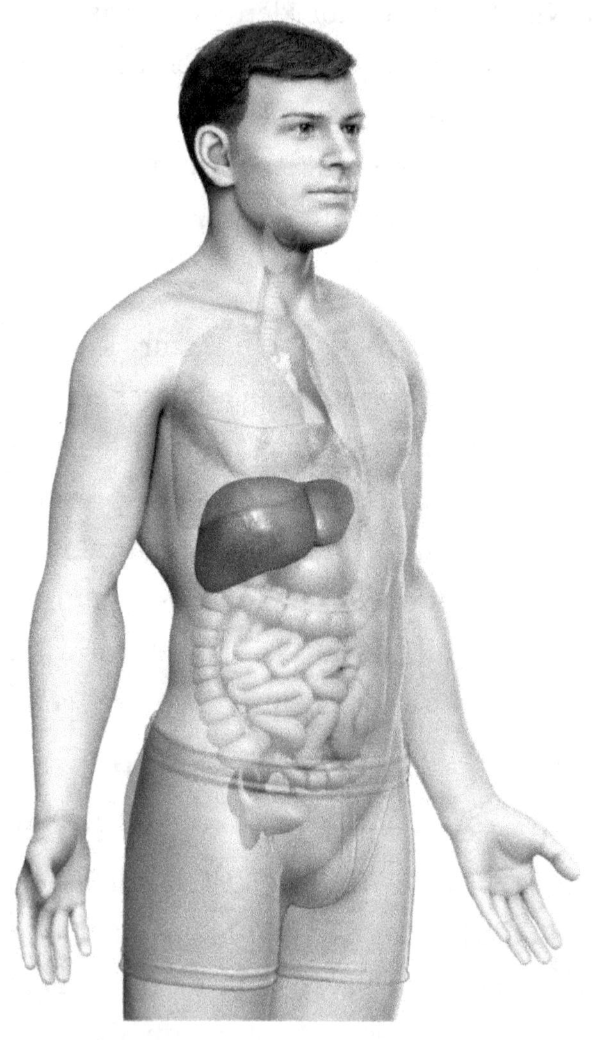

Chapitre 1

LES BASES DE LA NAFLD

Dans le premier chapitre de ce guide complet, nous visons à établir une solide base de connaissances permettant aux lecteurs de comprendre les subtilités de la stéatose hépatique non alcoolique (NAFLD). Ce chapitre approfondira des concepts cruciaux, notamment l'anatomie et la fonction du foie, les causes et les facteurs de risque associés à la NAFLD, ainsi que la relation complexe entre la NAFLD et l'obésité.

L'anatomie et la fonction du foie

Le foie, situé dans la partie supérieure droite de l'abdomen, est un organe indispensable à divers processus corporels. Il sert de centrale métabolique, facilitant la digestion, la détoxification et la synthèse des protéines essentielles. Les principales responsabilités du foie comprennent le traitement des nutriments dérivés des aliments, la régulation du taux de sucre dans le sang, le filtrage des toxines et la production de bile nécessaire à la digestion des graisses.

Causes et facteurs de risque de la NAFLD

La NAFLD apparaît principalement en lien étroit avec le syndrome métabolique et l'obésité. Lorsqu'un individu consomme régulièrement plus de calories que son corps ne peut en dépenser, un excès de graisse s'accumule dans le foie. Des facteurs contributifs tels que la résistance à l'insuline, des taux élevés de triglycérides dans le sang et l'inflammation contribuent également au développement de la NAFLD. D'autres facteurs de risque comprennent le diabète de type 2, l'hypertension, un taux de cholestérol élevé et un mode de vie sédentaire.

TIl fait le lien entre la NAFLD et l'obésité

L'obésité constitue un facteur de risque important pour la NAFLD. L'excès de tissu adipeux dans le corps, en particulier autour de la région abdominale, joue un rôle crucial en favorisant l'accumulation de graisse dans le foie. Les mécanismes précis qui sous-tendent le lien entre la NAFLD et l'obésité sont complexes et pas encore entièrement élucidés.

Cependant, il est largement admis que le tissu adipeux libère des substances inflammatoires et des acides gras, qui peuvent provoquer une inflammation et des lésions hépatiques. De plus, l'obésité déclenche souvent une résistance à l'insuline, exacerbant encore le développement de la NAFLD.

Il est important de noter que toutes les personnes atteintes de NAFLD ne sont pas obèses et que toutes les personnes obèses ne développent pas de NAFLD. D'autres facteurs, tels qu'une prédisposition génétique et des conditions médicales spécifiques, peuvent également contribuer à l'apparition de la NAFLD chez les personnes non obèses.

Comprendre les aspects fondamentaux de la NAFLD, notamment l'anatomie et la fonction du foie, les causes et les facteurs de risque impliqués, ainsi que la relation complexe entre la NAFLD et l'obésité, établit une base solide pour une exploration et une gestion plus approfondies de cette maladie.

Cette compréhension souligne l'importance de maintenir un mode de vie sain, comprenant une alimentation équilibrée, une activité physique régulière, une gestion du poids et une surveillance diligente des conditions médicales pertinentes. En adoptant de manière proactive ces choix de mode de vie et en recherchant des soins médicaux appropriés, les individus peuvent diminuer le risque de NAFLD et améliorer la santé globale de leur foie.

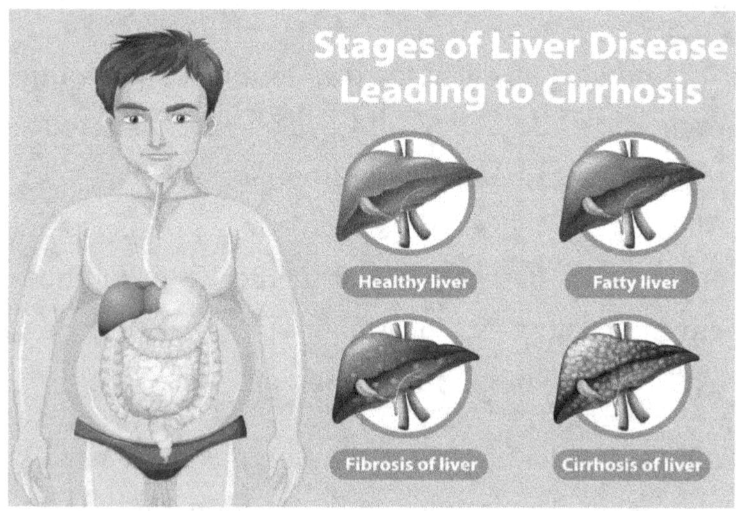

Chapitre 2

LES TYPESETÉTAPES DE LA NAFLD

Dans ce deuxième chapitre, nous explorerons les divers types et stades de la stéatose hépatique non alcoolique (NAFLD). Nous nous concentrerons sur la stéatose hépatique non alcoolique (NAFL) et la stéatohépatite non alcoolique (NASH), ainsi que sur la progression de la fibrose et de la cirrhose dans les cas avancés de NAFLD.

Foie gras sans alcool (NAFL)

La stéatose hépatique non alcoolique (NAFL) représente le stade initial de la NAFLD, caractérisé par l'accumulation d'un excès de graisse dans le foie. À ce stade, les cellules hépatiques contiennent plus de 5 % de graisse, mais il n'y a pas d'inflammation ou de dommage significatif aux cellules hépatiques. Bien que la NAFL soit généralement considérée comme une maladie relativement bénigne, elle peut évoluer vers des stades plus graves si elle n'est pas traitée ou gérée.

Stéatohépatite non alcoolique (NASH)

La stéatohépatite non alcoolique (NASH) désigne un stade plus avancé de la NAFLD, caractérisé par la présence d'une inflammation et de lésions des cellules hépatiques ainsi que d'une accumulation de graisse. Dans la NASH, le foie présente des signes d'inflammation, des cellules immunitaires infiltrant le tissu hépatique.

La NASH peut endommager les cellules hépatiques et déclencher le développement de la fibrose, qui fait référence à l'accumulation de tissu cicatriciel dans le foie. La NASH est considérée comme une maladie plus grave car elle peut évoluer vers une cirrhose et augmenter le risque d'insuffisance hépatique et de cancer du foie.

Fibrose et cirrhose dans les cas avancés de NAFLD

À mesure que la NAFLD progresse, elle peut conduire à l'émergence d'une fibrose et d'une cirrhose dans les cas plus graves. La fibrose est une accumulation excessive de tissu cicatriciel dans le foie, qui peut entraver la fonction hépatique et la circulation sanguine.

Si elles ne sont pas traitées, une inflammation et une fibrose persistantes peuvent aboutir à une cirrhose, une maladie marquée par des cicatrices étendues et des lésions irréversibles du foie. La cirrhose a un impact significatif sur la fonction hépatique et peut entraîner des complications telles qu'une hypertension portale, une ascite (accumulation de liquide abdominal) et une encéphalopathie hépatique.

Il est essentiel de reconnaître que toutes les personnes atteintes de NAFLD ne progressent pas vers la NASH ou ne développent pas une fibrose et une cirrhose. La progression de la NAFLD varie d'une personne à l'autre et est influencée par divers facteurs, notamment la génétique, les choix de mode de vie et la présence d'autres conditions médicales.

Un diagnostic précis et une stadification appropriée de la NAFLD sont essentiels pour déterminer les stratégies de traitement et de gestion les plus appropriées. Cela implique souvent une combinaison de modifications du mode de vie, telles qu'une perte de poids, de saines habitudes alimentaires, une activité physique régulière et la gestion de toute condition médicale connexe. Une surveillance étroite et un suivi régulier auprès des professionnels de la santé sont essentiels pour évaluer la progression de la maladie et identifier les complications potentielles.

En comprenant les différents types et stades de NAFLD, les individus acquièrent des informations précieuses sur la progression et la gravité de la maladie. L'identification précoce et la gestion proactive de la NAFLD permettent aux individus de prendre les mesures nécessaires pour contrôler la maladie, prévenir d'autres lésions hépatiques et améliorer la santé de leur foie à long terme.

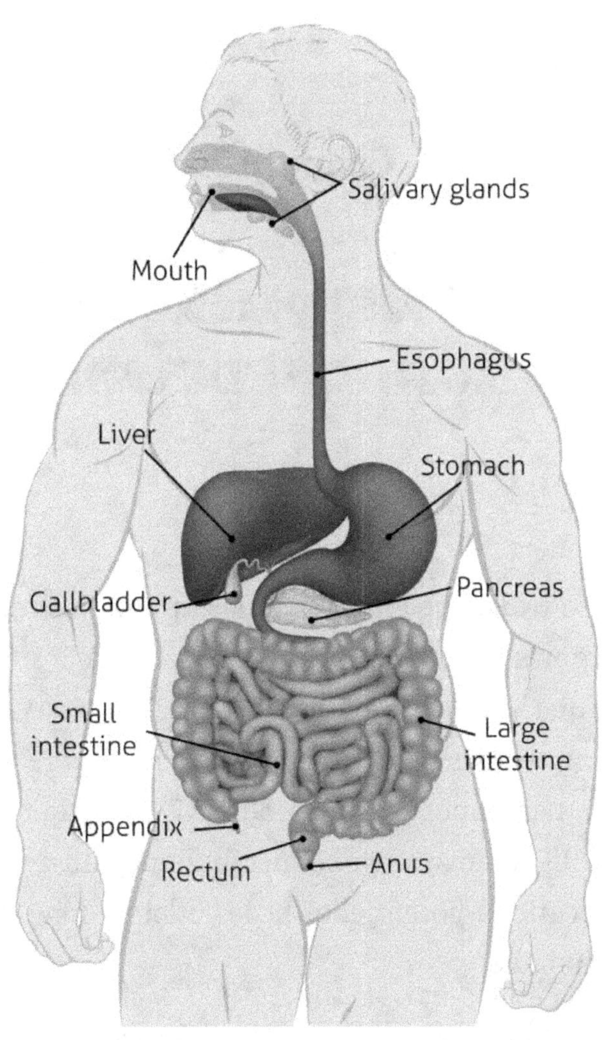

Salivary glands
Mouth
Esophagus
Liver
Stomach
Gallbladder
Pancreas
Small intestine
Large intestine
Appendix
Rectum
Anus

SYMPTÔMES ET COMPLICATIONS DE LA NAFLD

Dans ce troisième chapitre, nous approfondirons les symptômes et les complications associés à la stéatose hépatique non alcoolique (NAFLD). Nous nous concentrerons sur les symptômes courants ressentis par les personnes atteintes de NAFLD, le lien entre la NAFLD et le syndrome métabolique, ainsi que les complications potentielles et les effets à long terme de la maladie.

Symptômes courants de la NAFLD

Au cours des premiers stades de la NAFLD, des symptômes spécifiques peuvent ne pas se manifester et de nombreuses personnes peuvent ignorer leur état. Cependant, à mesure que la NAFLD progresse, certaines personnes peuvent ressentir les symptômes suivants :

- **Fatigue:** Fatigue inexpliquée et manque d'énergie.
- **Douleur abdominale:** Légère douleur ou inconfort dans la partie supérieure droite de l'abdomen.
- **Enzymes hépatiques élevées:** Détecté grâce à des analyses de sang qui mesurent la fonction hépatique.
- **Foie hypertrophié:** Le foie peut être hypertrophié et détectable lors d'un examen physique.
- **Jaunisse:** Jaunissement de la peau et des yeux dans de rares cas de lésions hépatiques avancées.

Il est important de noter que ces symptômes ne sont pas exclusifs à la NAFLD et peuvent également être associés à d'autres affections hépatiques. Un diagnostic approprié par un professionnel de la santé est donc essentiel.

Association de la NAFLD avec le syndrome métabolique

La NAFLD est étroitement liée au syndrome métabolique, un ensemble de conditions qui augmentent le risque de maladies cardiovasculaires, de diabète de type 2 et d'accident vasculaire cérébral. Le syndrome métabolique est caractérisé par une combinaison de facteurs, notamment l'obésité, l'hypertension artérielle, une glycémie élevée et des taux de cholestérol anormaux. Ces anomalies métaboliques coexistent souvent avec la NAFLD et peuvent exacerber la progression et la gravité de la maladie hépatique.

Complications potentielles et effets à long terme de la NAFLD

Si elle n'est pas traitée ou est mal prise en charge, la NAFLD peut entraîner diverses complications et effets à long terme, notamment :

- **Stéatohépatite non alcoolique (NASH):** Inflammation et dommages aux cellules hépatiques pouvant évoluer vers une fibrose et une cirrhose.

- **Fibrose:** L'accumulation de tissu cicatriciel dans le foie, altérant la fonction hépatique et la circulation sanguine.

- **Cirrhose:** Cicatrices étendues du foie, entraînant un dysfonctionnement hépatique et un risque accru d'insuffisance hépatique et de cancer du foie.

- **Carcinome hépatocellulaire (CHC):** Le développement d'un cancer du foie, bien qu'il soit relativement rare dans les cas de NAFLD.

De plus, la NAFLD est associée à un risque élevé de maladies cardiovasculaires, notamment de crises cardiaques et d'accidents vasculaires cérébraux, ainsi que de maladies rénales.

Il est essentiel de reconnaître que la progression et la gravité de la NAFLD peuvent varier selon les individus. Un diagnostic précoce, des modifications du mode de vie et des interventions médicales appropriées sont essentiels pour prévenir ou ralentir la progression de la maladie et réduire le risque de complications.

Si vous pensez souffrir de NAFLD ou si vous êtes préoccupé par la santé de votre foie, il est recommandé de consulter un professionnel de la santé. Des dépistages réguliers, tels que des tests de la fonction hépatique et des études d'imagerie, peuvent aider à détecter la NAFLD et à surveiller sa progression.

En adoptant un mode de vie sain, en gérant les problèmes médicaux associés et en suivant les conseils des professionnels de la santé, les personnes atteintes de NAFLD peuvent diminuer le risque de complications et améliorer la santé de leur foie à long terme.

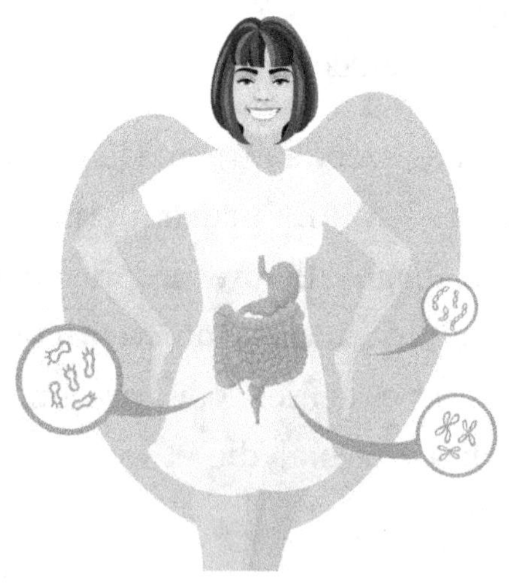

Chapitre 4

DIAGNOSTIC ET DÉPISTAGE DE LA NAFLD

Dans ce quatrième chapitre, nous nous concentrerons sur les méthodes de diagnostic et de dépistage utilisées pour identifier la stéatose hépatique non alcoolique (NAFLD). Nous aborderons l'importance des antécédents médicaux et de l'examen physique dans l'identification des personnes à risque de NAFLD et explorerons les divers outils de diagnostic et méthodes de dépistage utilisés par les professionnels de la santé.

Antécédents médicaux et examen physique

Lors d'une évaluation médicale, les professionnels de la santé recueillent des antécédents médicaux détaillés et effectuent un examen physique. Ils s'enquièrent des symptômes, des facteurs de risque et des habitudes de vie qui peuvent contribuer à une maladie du foie. L'examen physique peut inclure la palpation de l'abdomen pour évaluer la taille du foie et détecter toute sensibilité ou hypertrophie.

Tests sanguins pour la fonction hépatique et les biomarqueurs

Les analyses de sang sont cruciales pour le diagnostic et la surveillance de la NAFLD. Ils évaluent la fonction hépatique et mesurent des biomarqueurs spécifiques qui indiquent des lésions ou une inflammation du foie. Les tests sanguins courants comprennent :

- **Tests de la fonction hépatique:** Ceux-ci évaluent les enzymes hépatiques telles que l'alanine aminotransférase (ALT) et l'aspartate aminotransférase (AST), ainsi que d'autres marqueurs tels que les taux de phosphatase alcaline et de bilirubine.
- **Profil lipidique sanguin:** Celui-ci évalue les taux de cholestérol et de triglycérides, qui

peuvent être associés à des anomalies métaboliques dans la NAFLD.

- **Niveaux de glycémie et d'insuline:** Ces tests évaluent la présence de résistance à l'insuline et de diabète, souvent liés à la NAFLD.

Ces analyses de sang fournissent des informations importantes sur la santé du foie et aident à déterminer la présence et la gravité de la NAFLD.

Techniques d'imagerie: échographie, IRM et élastographie

Les techniques d'imagerie sont des outils précieux pour visualiser le foie et détecter l'accumulation de graisse et tout dommage hépatique associé. La méthode d'imagerie la plus couramment utilisée pour la NAFLD est l'échographie, qui est non invasive, largement disponible et relativement peu coûteuse. L'échographie peut aider à évaluer la teneur en graisse du foie, à mesurer la taille du foie et à identifier tout signe d'inflammation ou de fibrose.

L'imagerie par résonance magnétique (IRM) et l'élastographie peuvent être utilisées dans des cas plus avancés ou lorsque des informations supplémentaires sont nécessaires. L'IRM fournit des images détaillées du foie et peut évaluer la teneur en graisse, l'inflammation et la fibrose. L'élastographie mesure la rigidité du foie, ce qui peut être un indicateur de fibrose. Il s'agit d'une alternative non invasive à la biopsie hépatique pour évaluer la fibrose hépatique.

Biopsie du foie: quand et comment elle est réalisée

Une biopsie hépatique peut être recommandée dans certains cas pour confirmer le diagnostic de NAFLD et évaluer la gravité des lésions hépatiques, notamment lorsque le diagnostic est incertain ou lorsqu'une maladie hépatique avancée est suspectée. Lors d'une biopsie hépatique, un petit échantillon de tissu hépatique est obtenu à l'aide d'une aiguille, généralement guidée par échographie. L'échantillon est ensuite examiné au microscope pour évaluer l'étendue de l'inflammation, de la fibrose et d'autres caractéristiques d'une maladie du foie.

Une biopsie du foie est une procédure invasive et comporte certains risques, tels qu'un saignement ou une infection. Par conséquent, elle est généralement réservée aux cas où les informations obtenues devraient avoir un impact significatif sur les décisions de traitement.

Il est important de noter que l'approche diagnostique spécifique peut varier en fonction des circonstances individuelles et de l'expertise disponible. Les professionnels de la santé évaluent chaque cas individuellement et déterminent les tests de diagnostic et les méthodes de dépistage les plus appropriés pour diagnostiquer et évaluer la NAFLD avec précision.

Une détection précoce grâce à un diagnostic et un dépistage appropriés est essentielle pour une gestion efficace de la NAFLD. Des examens réguliers, une surveillance de la fonction hépatique et des tests de diagnostic appropriés peuvent aider à identifier la maladie à ses débuts, permettant ainsi des interventions rapides, des modifications du mode de vie et des traitements ciblés pour prévenir la progression de la maladie et améliorer la santé du foie.

PRÉVENTION ET MODIFICATIONS DU MODE DE VIE POUR LA NAFLD

Dans ce cinquième chapitre, nous explorerons l'importance de la prévention et des modifications du mode de vie dans la gestion de la stéatose hépatique non alcoolique (NAFLD). Nous soulignerons l'importance du maintien d'un poids santé comme stratégie clé dans la prévention et la gestion de la NAFLD.

LeImportance de maintenir un poids santé

Maintenir un poids santé est crucial pour réduire le risque de NAFLD. L'excès de poids, notamment l'obésité abdominale, est fortement associé au développement et à la progression de la maladie. Même une modeste perte de poids de 5 à 10 % peut être considérablement bénéfique pour la santé du foie et réduire l'accumulation de graisse.

Pour atteindre et maintenir un poids santé, les individus sont encouragés à :

- Suivez une alimentation équilibrée et contrôlée en calories.
- Pratiquez une activité physique régulière.
- Demandez l'aide de professionnels de la santé, de nutritionnistes ou de diététistes pour élaborer des plans de perte de poids personnalisés.

Recommandations diététiques pour les patients NAFLD

Adopter une alimentation saine et équilibrée est essentiel dans la gestion de la NAFLD. Les recommandations diététiques suivantes peuvent aider à améliorer la santé du foie :

- Choisissez une alimentation riche en fruits, légumes, grains entiers et protéines maigres.

- Limitez votre consommation de gras saturés et trans ainsi que d'aliments sucrés et transformés.

- Optez pour des méthodes de cuisson plus saines telles que la cuisson au four, le grill ou la vapeur au lieu de la friture.

- Consommez des quantités modérées de graisses saines, comme celles que l'on trouve dans les avocats, les noix et l'huile d'olive.

- Limitez votre consommation de glucides raffinés et de boissons sucrées.

Les personnes atteintes de NAFLD devraient consulter des professionnels de la santé ou des diététistes professionnels pour recevoir des conseils diététiques personnalisés adaptés à leurs besoins et à leur état de santé.

Avantages de l'activité physique régulière

R.l'activité physique régulière offre de nombreux avantages aux personnes atteintes de NAFLD. L'exercice aide non seulement à gérer le poids, mais améliore également la sensibilité à l'insuline, réduit la graisse du foie et favorise la santé cardiovasculaire globale. Visez au moins 150 minutes d'exercices aérobiques d'intensité modérée par semaine et des exercices de musculation pour développer vos muscles. Certaines activités à considérer comprennent :

- Marche rapide
- Faire du jogging ou de la course
- Vélo
- Natation
- Dansant
- Cours d'aérobie.

Il est essentiel de consulter des professionnels de la santé avant de commencer tout programme d'exercice, en particulier pour les personnes souffrant de problèmes de santé sous-jacents.

Limiter la consommation d'alcool et éviter les substances nocives

La consommation d'alcool est un facteur de risque important de maladie du foie, y compris la NAFLD. Pour prévenir ou gérer efficacement la NAFLD, il est important de limiter ou d'éliminer la consommation d'alcool. Si les personnes atteintes de NAFLD choisissent de boire de l'alcool, il est conseillé de le faire avec modération, en suivant les directives fournies par les professionnels de la santé.

En plus de l'alcool, les personnes atteintes de NAFLD doivent également éviter les substances nocives, telles que les drogues illicites et certains médicaments qui peuvent nuire à la santé du foie. Il est essentiel de discuter de tous les médicaments, y compris les suppléments en vente libre et à base de plantes, avec des professionnels de la santé afin de s'assurer qu'ils sont sans danger pour la fonction hépatique.

En adoptant ces modifications de mode de vie, les individus peuvent réduire considérablement leur risque de développer une NAFLD ou améliorer la santé de leur foie s'ils sont déjà diagnostiqués. N'oubliez pas que de petits changements peuvent faire une grande différence. Il est important de demander conseil à des professionnels de la santé qui peuvent fournir des recommandations personnalisées et un soutien tout au long du cheminement vers un mode de vie plus sain.

TRAITEMENTS MÉDICAUX POUR LA NAFLD

Dans ce sixième chapitre, nous explorerons les traitements médicaux disponibles pour la stéatose hépatique non alcoolique (NAFLD). Bien que les modifications du mode de vie restent fondamentales dans la gestion de la NAFLD, certains médicaments peuvent être utilisés pour traiter des affections sous-jacentes et prévenir la progression de la maladie. Voici les principaux traitements médicaux et stratégies utilisés dans la gestion de la NAFLD.

Médicaments pour gérer les conditions sous-jacentes

La NAFLD coexiste souvent avec d'autres pathologies telles que l'obésité, la résistance à l'insuline, la dyslipidémie et l'hypertension. Pour gérer ces affections sous-jacentes et améliorer la santé du foie, les professionnels de la santé peuvent prescrire des médicaments. Ces médicaments traitent les facteurs de risque et les comorbidités spécifiques associés à la NAFLD, notamment :

- Statines ou autres agents hypolipidémiants pour gérer la dyslipidémie.
- Médicaments antihypertenseurs pour contrôler l'hypertension artérielle.
- Médicaments antidiabétiques ou sensibilisants à l'insuline pour améliorer la résistance à l'insuline et le contrôle glycémique.
- Médicaments amaigrissants dans certains cas sous la direction de professionnels de la santé.

Il est important de noter que les options de médicaments et les posologies sont déterminées individuellement, en tenant compte de l'état de santé général, des antécédents médicaux et des besoins spécifiques du patient.

Options pharmaceutiques émergentes pour la NAFLD/NASH

Des recherches en cours explorent les traitements pharmaceutiques contre la NAFLD et sa forme plus grave, la stéatohépatite non alcoolique (NASH). Plusieurs thérapies prometteuses sont étudiées dans le cadre d'essais cliniques, visant à cibler directement l'accumulation de graisse dans le foie, l'inflammation et la fibrose. Ces options pharmaceutiques émergentes comprennent :

- **Agonistes du FXR:** Ces médicaments ciblent le récepteur farnésoïde X, qui régule la synthèse et le métabolisme des acides biliaires, ainsi que l'homéostasie des lipides et du glucose.

- **Agonistes des récepteurs GLP-1:** Développés à l'origine pour la gestion du diabète, ces médicaments ont montré leur potentiel pour améliorer la santé du foie en réduisant la graisse hépatique, l'inflammation et la fibrose.

- **Antioxydants:** Certains composés antioxydants, tels que la vitamine E, ont montré certains avantages dans la réduction de l'inflammation du foie et du stress oxydatif chez les patients NASH.
- **Agonistes du PPAR:** Ces médicaments activent les récepteurs activés par les proliférateurs de peroxysomes, qui régulent le métabolisme lipidique et l'inflammation.

Il est important de souligner que ces options pharmaceutiques émergentes sont toujours à l'étude et que des recherches supplémentaires sont nécessaires pour établir leur sécurité et leur efficacité dans le traitement de la NAFLD et de la NASH.

Importance d'une surveillance et d'un suivi étroits

Une surveillance et un suivi réguliers sont des éléments cruciaux de la gestion de la NAFLD. Une surveillance étroite permet aux professionnels de la santé d'évaluer la progression de la maladie, d'évaluer l'efficacité des traitements et d'apporter les ajustements nécessaires au plan de prise en charge. La surveillance peut inclure :

- Tests périodiques de la fonction hépatique pour évaluer les enzymes hépatiques et la santé globale du foie.
- Techniques d'imagerie telles que l'échographie ou l'IRM pour surveiller la teneur en graisse du foie, l'inflammation et la progression de la fibrose.
- Évaluations de la fibrose à l'aide de méthodes non invasives comme l'élastographie pour surveiller le degré de cicatrices hépatiques.
- Évaluations des risques métaboliques et cardiovasculaires pour gérer les comorbidités associées à la NAFLD.

Grâce à une surveillance régulière, les professionnels de la santé peuvent identifier les changements dans la santé du foie et ajuster les stratégies de traitement en conséquence. Cette approche proactive vise à prévenir la progression de la maladie, à gérer les complications et à améliorer les résultats à long terme.

L'un des traitements médicaux de la NAFLD consiste à gérer les affections sous-jacentes, à explorer les options pharmaceutiques émergentes et à donner la priorité à une surveillance et un suivi étroits. Une approche multidisciplinaire impliquant des professionnels de santé de diverses spécialités est essentielle pour adapter les plans de traitement aux besoins individuels. À mesure que la recherche progresse, de nouvelles options thérapeutiques pourraient devenir disponibles, offrant des traitements encore plus efficaces et ciblés aux personnes vivant avec la NAFLD.

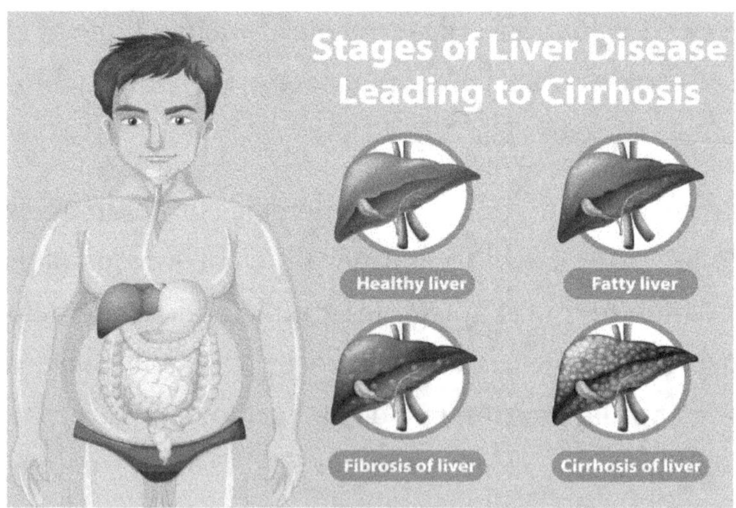

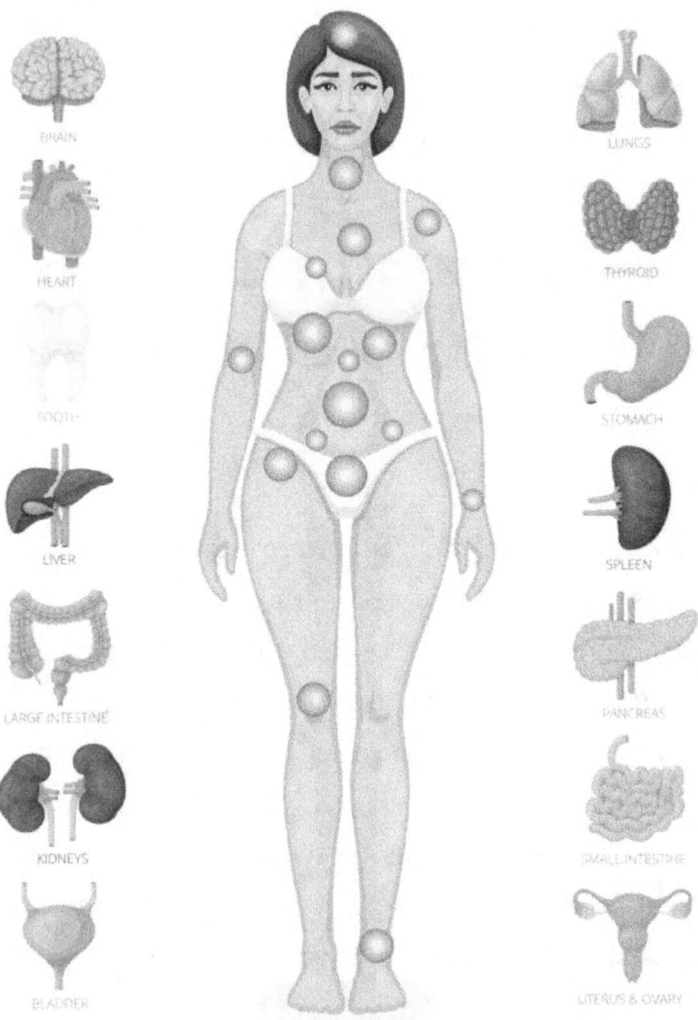
BRAIN
HEART
TOOTH
LIVER
LARGE INTESTINE
KIDNEYS
BLADDER
LUNGS
THYROID
STOMACH
SPLEEN
PANCREAS
SMALL INTESTINE
UTERUS & OVARY

Chapitre 7

THÉRAPIES NATURELLES ET ALTERNATIVES POUR LA NAFLD

Dans ce septième chapitre, nous explorerons l'utilisation de thérapies naturelles et alternatives pour gérer la stéatose hépatique non alcoolique (NAFLD). Bien que ces thérapies doivent être abordées avec prudence et sous la direction de professionnels de la santé, certaines options ont montré des avantages potentiels. Les sous-titres suivants abordent différents aspects des thérapies naturelles et alternatives pour la NAFLD.

Suppléments à base de plantes et leurs avantages potentiels

Les suppléments à base de plantes sont utilisés depuis des siècles dans les systèmes de médecine traditionnelle pour promouvoir la santé du foie. Certains suppléments à base de plantes couramment explorés pour leurs avantages potentiels dans la NAFLD comprennent :

- **Chardon-Marie (Silybum marianum):** Cette plante contient un composé appelé silymarine, qui possède des propriétés antioxydantes et anti-inflammatoires. Il peut aider à protéger les cellules hépatiques contre les dommages et à soutenir la fonction hépatique.

- **Curcuma (Curcuma longa):** Le composé actif du curcuma, la curcumine, présente des propriétés anti-inflammatoires et antioxydantes. Cela peut aider à réduire l'inflammation du foie et le stress oxydatif.

- **Thé vert (Camellia sinensis):** Le thé vert est riche en antioxydants appelés catéchines, qui ont démontré leur potentiel dans la réduction de l'accumulation de graisse dans le foie et de l'inflammation.

- **Pissenlit (Taraxacum officinale):** Les racines et les feuilles de pissenlit sont traditionnellement utilisées pour favoriser la santé du foie. Ils peuvent contribuer à la détoxification du foie et favoriser la production de bile.

Bien que les suppléments à base de plantes puissent offrir certains avantages potentiels, il est important de se rappeler que leur sécurité et leur efficacité n'ont pas été étudiées de manière approfondie pour la NAFLD. De plus, les réponses individuelles aux suppléments à base de plantes peuvent varier et les interactions potentielles avec les médicaments doivent être prises en compte. Il est essentiel de consulter un professionnel de la santé ou un herboriste qualifié avant d'incorporer un supplément à base de plantes à un régime thérapeutique.

Rôle des antioxydants alimentaires et des acides gras oméga-3

L'alimentation joue un rôle crucial dans le soutien de la santé du foie, et des nutriments spécifiques ont été étudiés pour leurs avantages potentiels dans la NAFLD. Deux éléments importants à prendre en compte sont les antioxydants alimentaires et les acides gras oméga-3.

- **Antioxydants alimentaires:** Les aliments riches en antioxydants, comme les fruits, les légumes et les grains entiers, peuvent aider à combattre le stress oxydatif et l'inflammation du foie. Les vitamines antioxydantes, notamment les vitamines C et E, et les minéraux comme le sélénium et le zinc, peuvent avoir des effets protecteurs. Ces antioxydants peuvent être obtenus grâce à une alimentation équilibrée ou, si nécessaire, grâce à des compléments alimentaires sous la direction d'un professionnel de santé.
- **Les acides gras omega-3:** Dans les poissons gras, les graines de lin, les graines de chia et les noix, les acides gras oméga-3 ont des propriétés anti-inflammatoires et peuvent aider à réduire la graisse et l'inflammation du foie. Une alimentation riche en acides gras oméga-3 ou la prise de suppléments d'huile de poisson peuvent être bénéfiques.

Cependant, il est important de noter que des doses élevées de suppléments d'oméga-3 peuvent avoir des effets indésirables et doivent être utilisées sous surveillance médicale.

Explorer les thérapies complémentaires et leurs limites

Diverses thérapies complémentaires, telles que l'acupuncture, le yoga et la méditation, sont souvent explorées comme approches complémentaires à la gestion de la NAFLD. Bien que ces thérapies puissent contribuer au bien-être général et à la réduction du stress, leur impact direct sur la santé du foie n'est pas bien établi.

Il est important de reconnaître que les thérapies naturelles et alternatives ne doivent pas remplacer les traitements médicaux conventionnels ou les modifications du mode de vie recommandées par les professionnels de la santé. Ces thérapies doivent être considérées comme des mesures de soutien aux côtés d'approches fondées sur des données probantes.

De plus, il est crucial de considérer les limites et les risques potentiels associés aux thérapies naturelles et alternatives. L'absence de réglementations standardisées et de contrôle de qualité dans la production de suppléments à base de plantes et d'interactions potentielles avec les médicaments soulignent l'importance de consulter des professionnels de la santé avant d'incorporer de telles thérapies dans un plan de traitement.

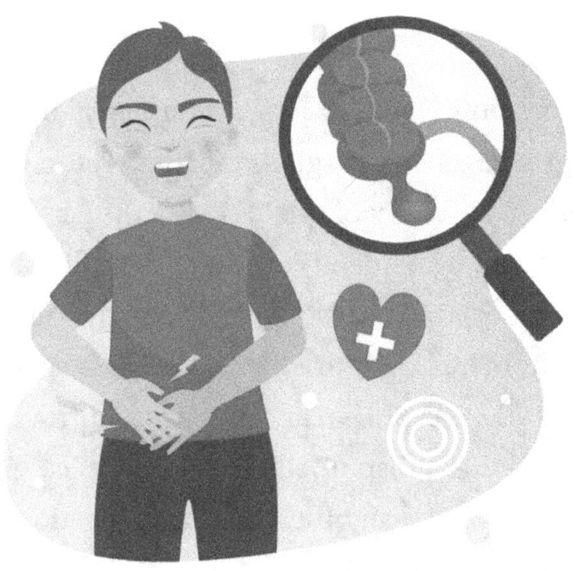

CHIRURGIE BARIATRIQUE ET NAFLD

Dans ce huitième chapitre, nous explorerons la relation entre la chirurgie bariatrique et la stéatose hépatique non alcoolique (NAFLD). La chirurgie bariatrique, également connue sous le nom de chirurgie bariatrique, est apparue comme une option de traitement potentielle pour les personnes atteintes de NAFLD, car elle peut entraîner une perte de poids substantielle et soutenue, ce qui peut avoir un impact significatif sur la gestion et les résultats de la NAFLD.

Les sous-titres suivants donnent un aperçu de l'impact des chirurgies de perte de poids sur la

NAFLD ainsi que des options et considérations chirurgicales pour les patients NAFLD.

Impact des chirurgies de perte de poids sur la NAFLD

Les chirurgies de perte de poids ont démontré des effets remarquables sur la NAFLD, en particulier chez les personnes obèses ou gravement en surpoids. Les avantages des chirurgies de perte de poids sur la NAFLD comprennent :

- **Réduction de la graisse hépatique:** La chirurgie bariatrique peut entraîner une diminution substantielle de l'accumulation de graisse dans le foie, améliorant ainsi la santé globale du foie.

- **Résolution de la stéatohépatite non alcoolique (NASH):** La NASH, la forme la plus grave de NAFLD caractérisée par une inflammation du foie, peut être inversée ou considérablement améliorée après une chirurgie bariatrique.

- **Diminution de la fibrose hépatique:** Les chirurgies de perte de poids ont montré des effets prometteurs dans la réduction de la fibrose hépatique, empêchant ainsi la progression de la NAFLD vers des stades avancés tels que la cirrhose.

- **Amélioration des paramètres métaboliques:** La chirurgie bariatrique entraîne souvent des améliorations significatives des paramètres métaboliques étroitement associés à la NAFLD, notamment la résistance à l'insuline, la glycémie, le profil lipidique et la tension artérielle.

Options chirurgicales et considérations pour les patients NAFLD

Plusieurs options chirurgicales sont disponibles pour les personnes atteintes de NAFLD qui envisagent une chirurgie bariatrique. Le choix de la chirurgie dépend de divers facteurs, tels que l'état de santé général du patient, son indice de masse corporelle (IMC) et les circonstances individuelles. Les méthodes chirurgicales bariatriques courantes comprennent :

- **Bypass gastrique Roux-en-Y (RYGB):** Cette procédure consiste à créer une petite poche gastrique et à réacheminer l'intestin grêle, réduisant ainsi la consommation alimentaire et l'absorption des nutriments.

- **Gastrectomie en manchon:** Au cours de cette intervention chirurgicale, une grande partie de l'estomac est retirée, laissant un estomac plus petit en forme de manche. Cela restreint la prise alimentaire et favorise la perte de poids.

- **Dérivation biliopancréatique avec switch duodénal (BPD-DS):** Cette intervention chirurgicale complexe consiste à retirer une grande partie de l'estomac et à réacheminer l'intestin grêle afin de limiter la prise alimentaire et l'absorption des nutriments.

Lorsqu'on envisage une chirurgie bariatrique pour les patients NAFLD, plusieurs considérations importantes entrent en jeu :

- **Gravité de la NAFLD:** La gravité de la NAFLD et la présence d'autres affections hépatiques peuvent influencer la décision de procéder à une intervention chirurgicale. Dans certains cas, une maladie hépatique avancée peut contre-indiquer la chirurgie bariatrique.

- **Objectifs de perte de poids:** La perte de poids souhaitée et les résultats attendus doivent être discutés avec l'équipe soignante afin de déterminer l'option chirurgicale la plus appropriée.

- **Approche pluridisciplinaire:** La chirurgie bariatrique nécessite une approche multidisciplinaire impliquant des professionnels de la santé, notamment des chirurgiens, des diététistes, des psychologues et des hépatologues, pour garantir une évaluation préopératoire complète, des soins postopératoires et un suivi à long terme.

Il est important de noter que la chirurgie bariatrique n'est pas sans risques et sans complications potentielles. Les patients qui envisagent ces procédures doivent subir une évaluation approfondie et recevoir des conseils complets pour comprendre les avantages potentiels, les risques et les changements de mode de vie associés à la chirurgie bariatrique.

La chirurgie bariatrique a montré des résultats prometteurs dans l'amélioration de la santé du foie et dans la réduction de la progression de la NAFLD. La perte de poids résultant de ces interventions chirurgicales peut entraîner une réduction de la graisse hépatique, une résolution de la NASH et une amélioration des paramètres métaboliques.

Cependant, une sélection minutieuse des patients, une évaluation approfondie et une prise en charge multidisciplinaire à long terme sont essentielles pour maximiser les bénéfices et minimiser les risques associés à la chirurgie bariatrique pour les personnes atteintes de NAFLD.

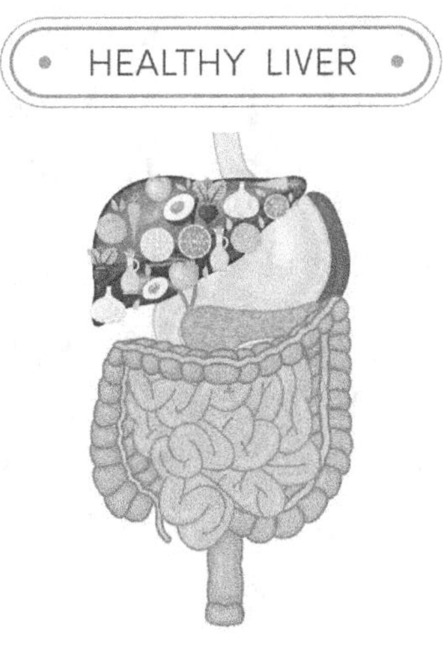

GESTION DE LA NAFLD CHEZ LES ENFANTS

Dans ce neuvième chapitre, nous nous concentrerons sur la prise en charge de la stéatose hépatique non alcoolique (NAFLD) chez les enfants. La prévalence de la NAFLD pédiatrique a augmenté ces dernières années, posant des défis uniques en termes de diagnostic et de traitement.

Ce chapitre explorera la prévalence croissante de la NAFLD pédiatrique, les défis qu'elle présente et soulignera l'importance d'une intervention précoce et de changements de mode de vie pour une prise en charge efficace.

Prévalence croissante de la NAFLD pédiatrique

La NAFLD pédiatrique devient de plus en plus répandue dans le monde, reflétant l'augmentation mondiale des taux d'obésité infantile. Cette affection se caractérise par l'accumulation de graisse dans le foie, ce qui peut entraîner une inflammation et des lésions hépatiques si elle n'est pas traitée. Les facteurs contribuant à la prévalence croissante de la NAFLD pédiatrique comprennent :

- **Épidémie liée à l'obésité:** L'excès de poids, en particulier l'obésité centrale, et l'accumulation de graisse viscérale sont les principaux facteurs de risque de NAFLD chez les enfants.

- **Mode de vie sédentaire:** Le manque d'activité physique et le temps excessif passé devant un écran contribuent à la prise de poids et au développement de la NAFLD chez les enfants.

- **Des habitudes alimentaires malsaines :** La consommation d'aliments transformés riches en calories, de boissons sucrées et de régimes riches en graisses saturées et en glucides raffinés augmente le risque de NAFLD.

Des défis uniques en matière de diagnostic et de traitement

Le diagnostic et le traitement de la NAFLD chez les enfants posent des défis uniques par rapport aux adultes. Les enfants peuvent ne pas présenter de symptômes évidents à un stade précoce, ce qui rend le diagnostic plus difficile. Certains des défis spécifiques à la gestion pédiatrique de la NAFLD comprennent :

- **Inconscient:** De nombreux professionnels de la santé, parents et même enfants eux-mêmes ne comprennent peut-être pas pleinement les implications et les conséquences potentielles à long terme de la NAFLD pédiatrique.

- **Options de traitement limitées :** Actuellement, aucun médicament spécifique n'est approuvé pour traiter la NAFLD pédiatrique. La gestion se concentre principalement sur les modifications du mode de vie.

- **Impact psychosocial :** Les enfants atteints de NAFLD peuvent être confrontés à des défis psychosociaux tels qu'une faible estime de soi, des problèmes d'image corporelle et un risque accru de dépression ou d'anxiété en raison de la stigmatisation et des changements de mode de vie associés.

Importance de l'intervention précoce et des changements de mode de vie

Une intervention précoce et des modifications du mode de vie sont cruciales pour gérer efficacement la NAFLD pédiatrique. Il est important de traiter la situation de manière globale en mettant en œuvre les stratégies suivantes :

- **Habitudes alimentaires saines:** Encouragez une alimentation équilibrée, riche en fruits, légumes, grains entiers et protéines maigres. Limitez la consommation d'aliments sucrés, de collations transformées et de boissons sucrées.

- **Activité physique régulière :** Promouvez un mode de vie actif grâce à l'exercice et aux jeux en plein air. S'engager dans des activités physiques adaptées à l'âge contribue à la gestion du poids et au bien-être général.

- **Gestion du poids:** Travaillez avec des professionnels de la santé pour élaborer un plan personnalisé de gestion du poids, comprenant la définition d'objectifs réalistes et le suivi des progrès.
- **Implication de la famille :** Le soutien des parents et des tuteurs est crucial dans la mise en œuvre de changements de mode de vie. Impliquer toute la famille dans l'adoption d'habitudes saines crée un environnement favorable à l'enfant.

De plus, une surveillance étroite et un suivi régulier auprès des professionnels de la santé sont essentiels pour suivre l'évolution de la maladie, évaluer les complications potentielles et apporter les ajustements nécessaires au plan de prise en charge.

La prévalence croissante de la NAFLD pédiatrique nécessite une sensibilisation accrue, une détection précoce et une gestion proactive. Grâce à une approche multidisciplinaire impliquant les professionnels de la santé, les parents et l'enfant, les modifications du mode de vie axées sur une alimentation saine, une activité physique régulière et la gestion du poids peuvent être essentielles à la gestion efficace de la NAFLD pédiatrique et à la prévention des complications hépatiques à long terme.

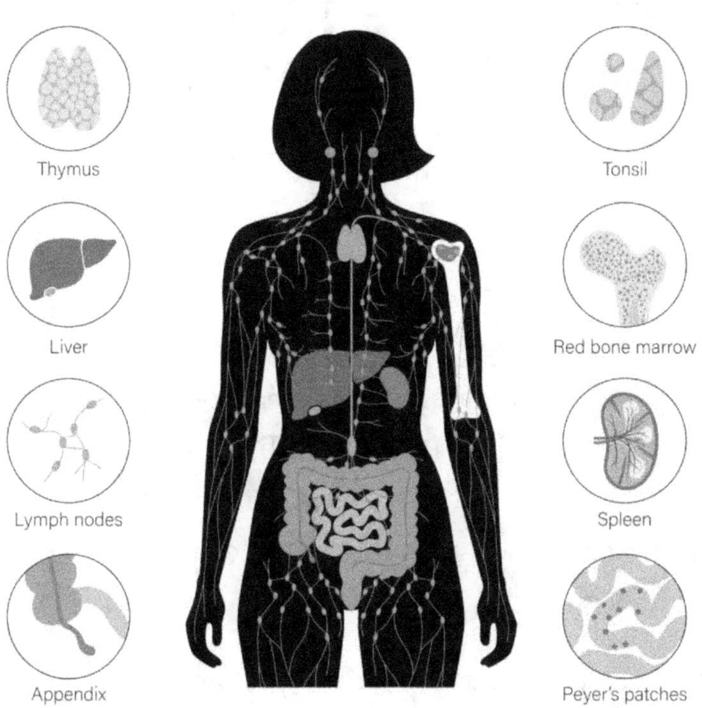

IMPACT PSYCHOLOGIQUE ET SOUTIEN AUX INDIVIDUS ATTEINTS DE NAFLD

Dans ce dixième chapitre, nous approfondirons l'impact psychologique de la stéatose hépatique non alcoolique (NAFLD) sur les individus. Vivre avec la NAFLD peut avoir des effets émotionnels et psychologiques importants, et ce chapitre explorera les défis que cela pose pour le bien-être mental.

Nous discuterons des effets psychologiques de la NAFLD, des stratégies d'adaptation et de l'importance du soutien en santé mentale par le biais de groupes de soutien et de conseils.

Effets psychologiques de la vie avec la NAFLD

Recevoir un diagnostic de NAFLD peut déclencher une gamme d'émotions et d'effets psychologiques. Certains effets psychologiques courants ressentis par les personnes atteintes de NAFLD comprennent :

- **Anxiété:** L'incertitude quant à l'avenir, la peur de la progression de la maladie ou les inquiétudes concernant l'impact de la NAFLD sur la santé globale peuvent conduire à l'anxiété.

- **Dépression:** La nature chronique de la NAFLD, les limitations potentielles des activités quotidiennes et la stigmatisation perçue peuvent contribuer aux sentiments de tristesse et de dépression.

- **Problèmes d'image corporelle:** Les changements d'apparence physique dus à la NAFLD, tels qu'une prise de poids ou une distension abdominale, peuvent conduire à une insatisfaction quant à l'image corporelle et à une image de soi négative.

- **Impact social et émotionnel:** La NAFLD peut affecter les relations personnelles, les interactions sociales et la qualité de vie globale, entraînant potentiellement des sentiments d'isolement ou de frustration.

Stratégies d'adaptation et soutien en matière de santé mentale

Faire face à l'impact psychologique de la NAFLD est crucial pour le bien-être général. Voici quelques stratégies d'adaptation qui peuvent aider les individus à surmonter les défis émotionnels associés à la maladie :

- **Éducation et information:** En savoir plus sur la NAFLD, ses causes et les stratégies de gestion peut aider les individus à se sentir plus en contrôle et habilités à prendre des décisions éclairées concernant leur santé.
- **Soutien affectif:** Rechercher le soutien de la famille, des amis ou de groupes de soutien peut fournir une plate-forme pour partager des expériences, exprimer des émotions et trouver de la compréhension et des encouragements.
- **Mécanismes d'adaptation sains:** L'exercice, les passe-temps, la pleine

conscience et les techniques de relaxation peuvent aider à réduire le stress et à favoriser le bien-être émotionnel.

- **Communication:** Discuter ouvertement de vos préoccupations et de vos émotions avec des professionnels de la santé peut favoriser une relation de soutien et fournir des conseils sur la gestion des aspects psychologiques de la NAFLD.

Rôle des groupes de soutien et du conseil

Les groupes de soutien et les conseils jouent un rôle crucial dans la lutte contre l'impact psychologique de la NAFLD. Ils offrent un espace sûr permettant aux individus de partager leurs expériences, d'acquérir des connaissances et de recevoir un soutien émotionnel. Certains aspects clés des groupes de soutien et des conseils pour la NAFLD comprennent :

- **Soutien par les pairs:** Interagir avec des personnes qui ont vécu des expériences similaires peut atténuer les sentiments d'isolement et fournir des conseils pratiques pour faire face à la NAFLD.

- **Conseil professionnel:** Les séances de conseil avec des professionnels de la santé mentale peuvent aider les individus à développer des stratégies d'adaptation efficaces, à relever les défis émotionnels et à améliorer leur bien-être mental global.

- **Éducation et autonomisation:** Les groupes de soutien et les conseils peuvent fournir des informations sur la gestion du stress, l'amélioration de l'estime de soi et le renforcement de la résilience, permettant ainsi aux individus de mieux gérer les aspects émotionnels de la NAFLD.

Il est important de reconnaître que rechercher du soutien face à l'impact psychologique de la NAFLD n'est pas un signe de faiblesse mais plutôt une étape proactive vers un bien-être holistique. En abordant les effets psychologiques, les personnes atteintes de NAFLD peuvent améliorer leur qualité de vie, améliorer leurs capacités d'adaptation et développer un état d'esprit positif pour gérer efficacement la maladie.

L'impact psychologique de vivre avec la NAFLD ne doit pas être sous-estimé. Reconnaître et résoudre les défis émotionnels est essentiel pour des soins complets. Grâce à des stratégies d'adaptation, à un soutien en matière de santé mentale et à la participation à des groupes de soutien ou à des conseils, les personnes atteintes de NAFLD peuvent trouver du réconfort, améliorer leur bien-être émotionnel et favoriser la résilience dans leur cheminement vers une gestion efficace de la NAFLD.

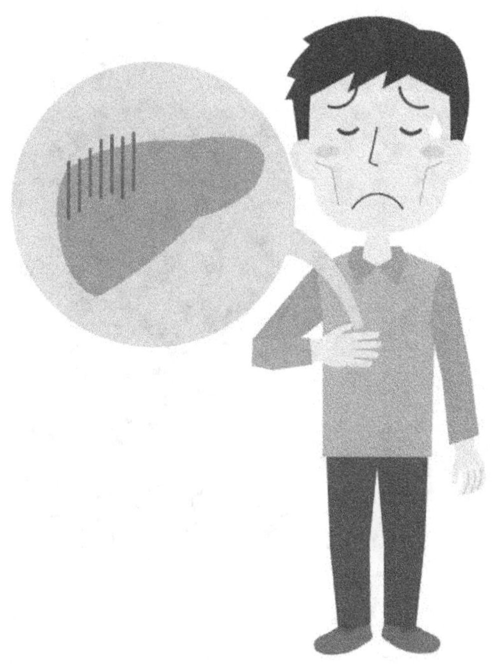

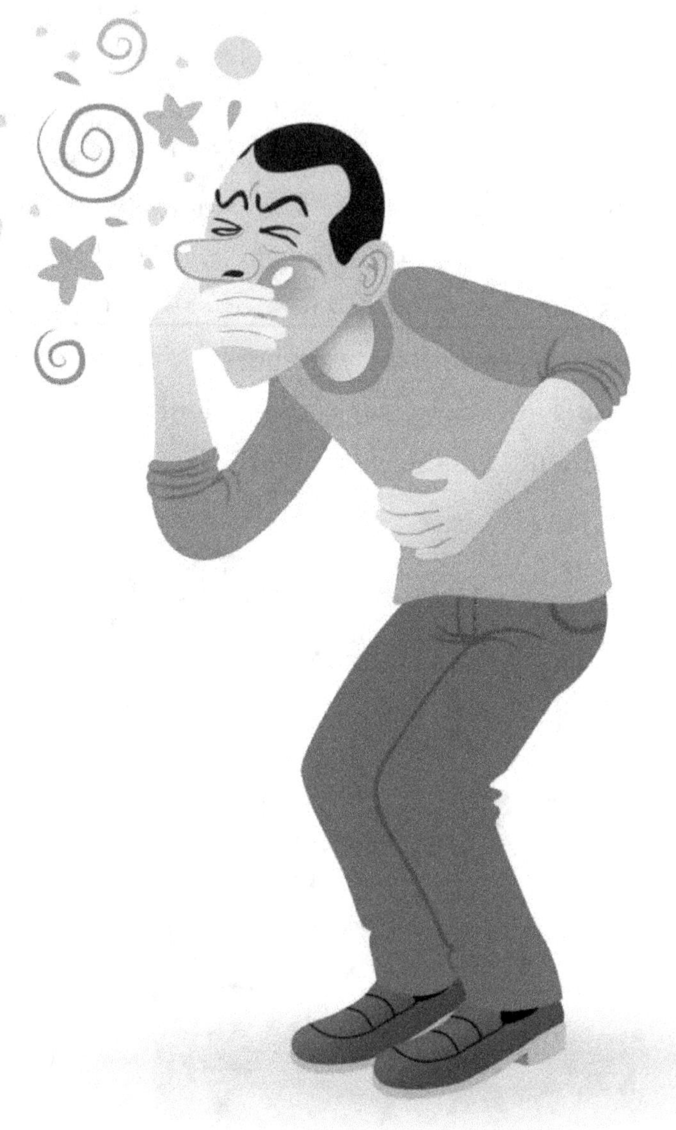

Chapitre 11

RECHERCHES FUTURES ET DOMAINES PROMETTEURS

Ces dernières années, d'importantes recherches ont été menées sur la stéatose hépatique non alcoolique (NAFLD) et sa forme progressive, la stéatohépatite non alcoolique (NASH). Les chercheurs du monde entier se consacrent à faire progresser notre compréhension de ces pathologies et à explorer des pistes potentielles pour améliorer le diagnostic, le traitement et les résultats pour les patients.

Les scientifiques mènent des études approfondies pour élucider la pathogenèse complexe de la NAFLD et de la NASH. Ils étudient divers facteurs, notamment la prédisposition génétique, la composition du microbiote intestinal, les voies inflammatoires et la dérégulation métabolique. En approfondissant ces domaines, les chercheurs visent à élucider les mécanismes sous-jacents à l'origine du développement et de la progression de la NAFLD et de la NASH.

Recherche actuelle sur la NAFLD et la NASH

Les efforts de recherche autour de la NAFLD et de la NASH se développent et se concentrent sur divers aspects de ces pathologies. Les domaines de recherche actuels comprennent :

- **Mécanismes de la maladie:** Étudier les mécanismes sous-jacents impliqués dans le développement et la progression de la NAFLD et de la NASH, notamment la dérégulation métabolique, l'inflammation et les facteurs génétiques.

- **Stratification des risques:** Développer des méthodes améliorées pour identifier les personnes présentant un risque plus élevé de développer des stades avancés de NAFLD, telles que l'utilisation de biomarqueurs, de profilage génétique et d'outils de diagnostic non invasifs.

- **Diagnostic non invasif:** Faire progresser les techniques de diagnostic non invasives, telles que les modalités d'imagerie (par exemple, élastographie par résonance magnétique, élastographie transitoire) et les biomarqueurs sanguins, pour évaluer avec précision la fibrose hépatique et prédire la progression de la maladie.
- **Épidémiologie et démographie:** Examinez les tendances épidémiologiques et démographiques de la NAFLD et de la NASH pour mieux comprendre l'impact de ces conditions sur différentes populations et identifier les facteurs de risque potentiels.
- **Axe intestin-foie:** Explorer la relation complexe entre le microbiote intestinal, la perméabilité intestinale et la santé du foie, pour identifier des cibles thérapeutiques potentielles.

Percées potentielles et thérapies ciblées

Plusieurs percées potentielles et thérapies ciblées sont à l'étude pour répondre aux besoins non satisfaits en matière de gestion de la NAFLD et de la NASH. Certains de ces domaines de recherche prometteurs comprennent :

- **Interventions pharmacologiques:** Développer de nouveaux médicaments ciblant des voies spécifiques impliquées dans la NAFLD et la NASH, telles que les régulateurs métaboliques, les agents anti-inflammatoires et les thérapies antifibrotiques.

- **Médecine de précision:** Utiliser des approches personnalisées pour identifier les sous-types de NAFLD et de NASH, permettant des stratégies de traitement sur mesure basées sur les caractéristiques individuelles, les profils génétiques et la réponse au traitement.

- **Nutraceutiques et interventions diététiques:** Explorer les avantages potentiels de composants alimentaires spécifiques, tels que les acides gras oméga-3, les antioxydants et les prébiotiques, pour atténuer les lésions hépatiques et améliorer la santé métabolique des patients NAFLD et NASH.

- **Thérapies combinées:** Étudier l'efficacité de la combinaison de différentes modalités thérapeutiques, y compris les médicaments, les modifications du mode de vie et les interventions chirurgicales, pour obtenir des résultats optimaux dans la gestion de la NAFLD et de la NASH.

LeImportance des progrès scientifiques continus

Les progrès scientifiques continus sont primordiaux pour répondre à la nature complexe de la NAFLD et de la NASH. L'importance des recherches et des efforts scientifiques en cours dans ces domaines ne peut être surestimée :

- **Diagnostic amélioré:** Développer des outils de diagnostic plus précis et accessibles pour détecter et classer la NAFLD et la NASH, permettant une intervention précoce et un meilleur suivi de la progression de la maladie.
- **Thérapeutiques efficaces:** Faire progresser les thérapies ciblées qui peuvent spécifiquement s'attaquer aux mécanismes sous-jacents de la NAFLD et de la NASH,

améliorant ainsi les résultats du traitement et réduisant le fardeau des complications liées au foie.

- **Stratégies de prévention:** Mener des recherches pour identifier des mesures préventives efficaces, y compris des modifications du mode de vie, des programmes d'intervention précoce et des initiatives de santé publique visant à réduire l'incidence et la prévalence de la NAFLD et de la NASH.

- **Politique et lignes directrices en matière de santé:** Recherche pour éclairer les décisions en matière de politique de santé et élaborer des lignes directrices fondées sur des preuves pour le diagnostic, la prise en charge et la prévention de la NAFLD et de la NASH.

Les recherches actuelles sur la NAFLD et la NASH font progresser la compréhension des mécanismes sous-jacents, l'amélioration des diagnostics et l'exploration de thérapies ciblées potentielles. Les progrès scientifiques en cours dans ces domaines sont prometteurs pour la gestion future de la NAFLD et de la NASH, avec le potentiel d'améliorer les résultats, de prévenir la progression de la maladie et de réduire le fardeau qui pèse sur les individus et les systèmes de santé.

Un investissement continu dans la recherche et les efforts de collaboration entre les scientifiques, les professionnels de la santé et les décideurs politiques sont essentiels pour faire face au fardeau croissant de la NAFLD et de la NASH et améliorer la vie des personnes touchées dans le monde entier.

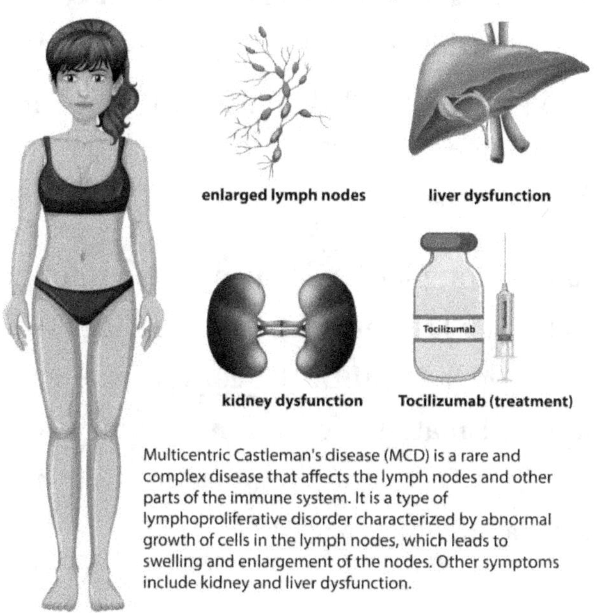

Multicentric Castleman's disease (MCD) is a rare and complex disease that affects the lymph nodes and other parts of the immune system. It is a type of lymphoproliferative disorder characterized by abnormal growth of cells in the lymph nodes, which leads to swelling and enlargement of the nodes. Other symptoms include kidney and liver dysfunction.

CONCLUSION

La stéatose hépatique non alcoolique (NAFLD) est une affection répandue caractérisée par l'accumulation de graisse dans le foie. Elle est étroitement associée à l'obésité, au syndrome métabolique et à de mauvaises habitudes de vie. Si elle n'est pas traitée, la NAFLD peut évoluer vers une stéatohépatite non alcoolique (NASH), pouvant entraîner une fibrose, une cirrhose et une insuffisance hépatique.

Ce guide complet a fourni des informations précieuses sur la compréhension, le diagnostic et le traitement de la NAFLD. Il a couvert divers aspects, notamment l'anatomie et la fonction du foie, le lien entre la NAFLD et l'obésité, ainsi que les types et les stades de la maladie.

Les symptômes de la NAFLD peuvent être subtils ou absents, ce qui rend crucial la reconnaissance des facteurs de risque et un dépistage régulier. Les modifications du mode de vie jouent un rôle central dans la gestion de la NAFLD. Maintenir un poids santé grâce à une alimentation équilibrée, une activité physique régulière et une consommation limitée d'alcool sont des recommandations clés.

En plus des changements de mode de vie, des traitements médicaux peuvent être nécessaires pour gérer les affections sous-jacentes associées à la NAFLD. De nouvelles options pharmaceutiques sont à l'étude, et une surveillance et un suivi étroits sont essentiels à une prise en charge réussie.

Les thérapies naturelles et alternatives, telles que les suppléments à base de plantes, les antioxydants alimentaires et les acides gras oméga-3, peuvent apporter des avantages supplémentaires en conjonction avec les traitements conventionnels. Il est cependant important d'aborder ces thérapies avec prudence et de consulter des professionnels de santé avant de les initier.

Pour les personnes atteintes de NAFLD avancée, la chirurgie bariatrique peut être une option viable pour perdre du poids et améliorer la santé du foie. Cependant, un examen et une évaluation minutieux sont nécessaires pour déterminer la pertinence de la chirurgie pour chaque patient.

La NAFLD pédiatrique est une préoccupation croissante, et une intervention précoce via des modifications du mode de vie est cruciale pour prévenir la progression de la maladie et les complications à long terme chez les enfants.

Vivre avec la NAFLD peut avoir un impact psychologique important. Il est important d'aborder le bien-être émotionnel des personnes atteintes de NAFLD par le biais de stratégies d'adaptation, d'un soutien en matière de santé mentale et de la participation à des groupes de soutien et à des conseils.

Le guide a également souligné l'importance des recherches en cours sur la NAFLD et la NASH. Les recherches actuelles visent à élucider les mécanismes sous-jacents, à explorer les percées potentielles et à développer des thérapies ciblées pour un traitement plus efficace.

En conclusion, une détection précoce, des modifications du mode de vie et une prise en charge médicale appropriée sont essentielles à la gestion efficace de la NAFLD. En mettant en œuvre ces stratégies, les personnes atteintes de NAFLD peuvent améliorer la santé de leur foie, réduire le risque de complications et améliorer leur bien-être général. Il est crucial de promouvoir la sensibilisation, d'encourager des dépistages réguliers et de favoriser une approche multidisciplinaire de la gestion globale de la NAFLD.

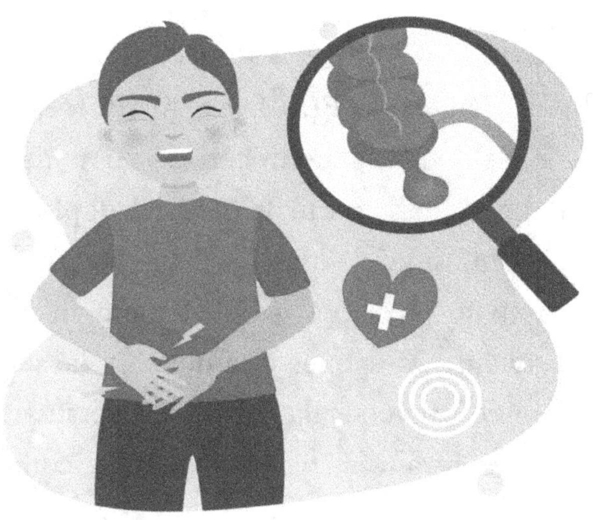

FAQ (QUESTIONS FRÉQUEMMENT POSÉES)

Q1: Quelle est la principale cause de NAFLD ?

- **A1:** La principale cause de la stéatose hépatique non alcoolique (NAFLD) est considérée comme l'obésité et le syndrome métabolique. Cependant, d'autres facteurs tels que la résistance à l'insuline, le diabète de type 2, l'hypertension artérielle et un taux de cholestérol élevé peuvent également contribuer au développement de la NAFLD.

Q2: La NAFLD est-elle réversible ?

- **A2:** Oui, la NAFLD est réversible, surtout à ses débuts. Des modifications du mode de vie, notamment la perte de poids, l'adoption d'une alimentation saine, l'augmentation de l'activité physique et l'évitement de l'alcool, peuvent contribuer à améliorer la santé du foie et à inverser la maladie. Cependant, aux stades avancés de la NAFLD, comme la stéatohépatite non alcoolique (NASH) avec fibrose ou cirrhose, les dommages peuvent être plus difficiles à réparer.

Q3: La NAFLD peut-elle conduire au cancer du foie ?

- **A3:** Bien que la NAFLD elle-même ne provoque pas directement le cancer du foie, les personnes atteintes de NAFLD à un stade avancé, en particulier celles atteintes de NASH et de cirrhose, courent un risque accru de développer un cancer du foie. Une surveillance régulière et une gestion appropriée de la NAFLD peuvent contribuer à réduire ce risque.

Q4: Existe-t-il des restrictions alimentaires spécifiques pour les patients NAFLD ?

- **A4 :**Il n'existe aucune restriction alimentaire spécifique pour les patients NAFLD. Pourtant, adopter une alimentation saine et équilibrée est crucial. Cela implique généralement de réduire la consommation de graisses saturées, de glucides raffinés et de sucres ajoutés, tout en augmentant la consommation de fruits, de légumes, de grains entiers, de protéines maigres et de graisses saines. Il est recommandé de consulter un professionnel de santé ou une diététiste pour obtenir des conseils diététiques personnalisés.

Q5: *La NAFLD peut-elle être évitée chez les enfants ?*

- **A5:** Bien que la NAFLD soit de plus en plus répandue chez les enfants, elle peut être évitée ou sa progression peut être stoppée grâce à une intervention précoce et à des modifications du mode de vie. Encourager de saines habitudes alimentaires, promouvoir une activité physique régulière et maintenir un poids santé sont des mesures préventives importantes pour les enfants à risque de développer une NAFLD.

Q6: *À quelle fréquence les patients NAFLD doivent-ils subir des dépistages de suivi ?*

- **A6 :**La fréquence des dépistages de suivi pour les patients NAFLD peut varier en fonction de l'état spécifique de l'individu et des facteurs de risque.Régulier une surveillance est recommandée pour évaluer la fonction hépatique, la progression de la maladie et les complications potentielles. Il est préférable de consulter un professionnel de la santé qui pourra fournir des recommandations personnalisées basées sur les antécédents médicaux du patient et la gravité de sa NAFLD.

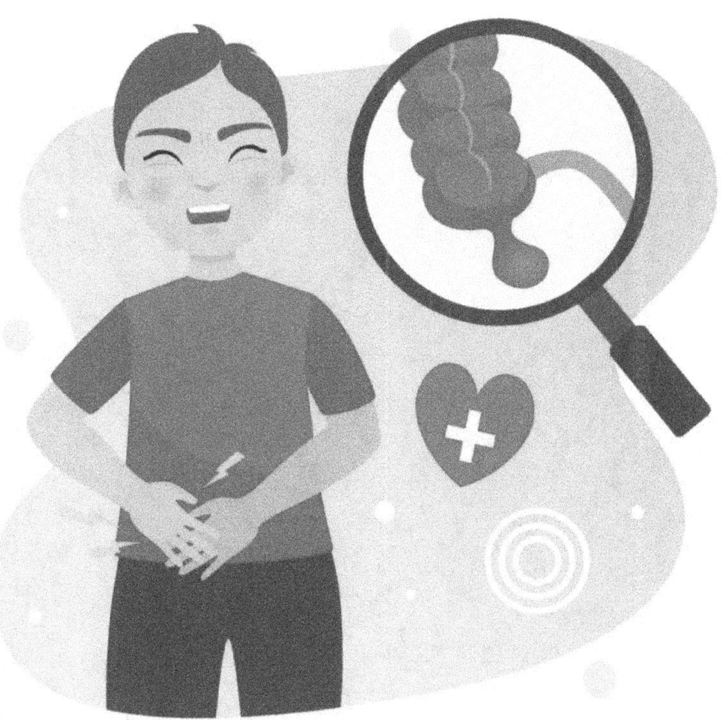